两仪点穴
养生功

段瑞杰　段保华 著

段龙辉　段梦琪　吴海芳 整理

两仪阴阳气·强壮天下人

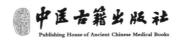

中医古籍出版社
Publishing House of Ancient Chinese Medical Books

图书在版编目（CIP）数据

两仪点穴养生功 / 段保华，段瑞杰著；吴海芳，段梦琪，
段龙辉整理 . —北京：中医古籍出版社，2024.2
ISBN 978-7-5152-2757-3

Ⅰ . ①两…　Ⅱ . ①段…　②段…　③吴…　④段…　⑤段…
Ⅲ . ①养生（中医）—健身运动　Ⅳ . ① R212

中国国家版本馆 CIP 数据核字（2023）第 173999 号

两仪点穴养生功

段保华　段瑞杰　著　吴海芳　段梦琪　段龙辉　整理

出 版 人	李　淳
策划编辑	张　欢
责任编辑	吴　頔
封面设计	王　磊
出版发行	中医古籍出版社
社　　址	北京市东城区东直门内南小街 16 号（100700）
电　　话	010-64089446（总编室）010-64002949（发行部）
网　　址	www.zhongyiguji.com.cn
印　　刷	三河市中晟雅豪印务有限公司
开　　本	710mm×1000mm　1/16
印　　张	9.75
字　　数	100 千字
版　　次	2024 年 2 月第 1 版　2024 年 2 月第 1 次印刷
书　　号	ISBN 978-7-5152-2757-3
定　　价	98.00 元

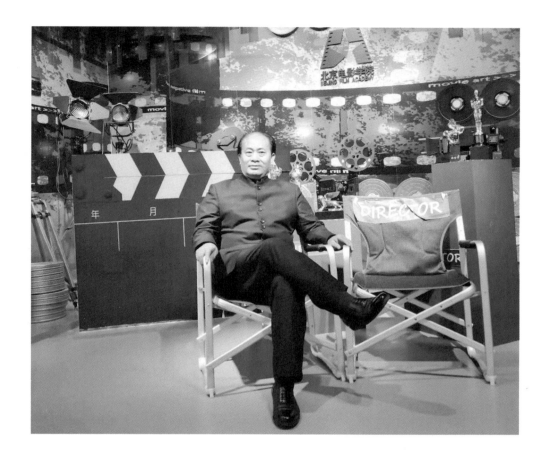

段保华

- 两仪文化研究院院长;
- 非遗两仪"阴阳指"传人;
- 中国医学气功学会顾问;
- 公安部特聘高级讲师;
- 中国武医同源传承健康首席专家;
- 北京少林寺禅武养生研究院名誉院长;
- 北京广化寺什刹海书院教授;
- "中华一绝"获得者;
- "人类和平文华奖"获得者;
- 华人榜第六届"传承奖"获得者。

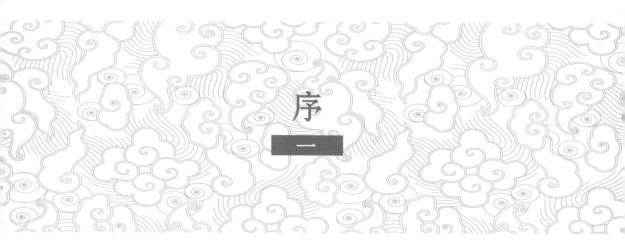

序 一

　　两仪拳，又名两仪点穴过气神拳，可追溯到春秋战国时期。两仪理论源自《易经·系辞》中：易有太极，是生两仪。两仪生四象，四象生八卦。道医先圣孙思邈说：不知易，不足以言太医。中华武术界更是有一句俗谚：拳起于易，理成于医。医道同源，医易同源。两仪拳机理蕴含着博大精深的道家阴阳学说，是一种既可防身，又可养生的中国武术拳法。金庸先生笔下的"一阳指"，其实就是两仪拳的绝技"阴阳指"点穴之术，其既是武学之术，又是医学之术，体现了中华武学"武医同源"之精髓。

　　两仪"阴阳指"传人段保华先生出生于两仪拳的发源地河南省周口市沈丘县邢庄镇申段庄，7岁随祖父习练两仪拳，深得两仪拳真谛。几十年来，他不仅将两仪拳继承发展，更是倾注全部心血推广两仪拳及两仪文化。

　　为推广传承两仪拳，他摒弃传统武术门派的狭隘之见，冲破"代代单传""传男不传女"的观念束缚，开办学校、传授武艺，寻访师友、切磋交流。

　　为完善发展两仪拳，他博采众长、勇于创新，将两仪功夫与经络学、内气功、《易经》等结合起来，让两仪拳实现了从传统单一竞技对抗到现代养生功法突出的变革。从"制人"到"治人"，保华先生多年来用两仪点穴法为患者解除了无数病痛，治愈了诸多疑难杂症，深受患者爱戴，被世人传为佳话。

　　明代万全在《育婴秘诀》中写道："医者，仁术也，博爱之心也。当以天地之心为心，视人之子犹己之子，勿以势利之心易之也。"欣闻保华先生欲将两仪点穴养生功结集成册、刊印发行，我甚感欣慰。他以至善之心，用点穴之法行救死扶伤之道，是为大医；以博大胸怀，将千年武林国粹传法于世，是为大爱。他发下宏愿，要让"两仪阴阳气，强壮天下人"，这是一件功在当代、利在千秋、福泽众生的义举。

　　祝福、祝愿保华先生及两仪拳，愿这门古老而神秘的中华武术绝学能够不断发扬光大、薪火相传，为中华民族乃至世界人民的健康福祉贡献传统武学的智慧和力量。

路志正

2022 年 9 月

序
二

道之为物

现实生活中，很多表现神奇、有效、可验的技艺，都具有两个共同特征：一是其自身的科学性，是一种有章可循的道，是事物运行的规律，是自然力的呈现而非超自然的力量。二是传承者超乎寻常的学、练、悟的付出与收获，这必然是凝聚着汗水与智慧的过程。

近年来，在武术界、医学界、哲学界都引起广泛关注和赞誉的两仪功法，即如此。

两仪是中国哲学的基本概念，也是东西方辩证法之滥觞。两仪者，天地阴阳之谓也。《易经》中说："易有太极，是生两仪。"两仪由此被赋予万物之源的色彩。在数千年的发展演变过程中，两仪既是理论的，也是实践的；既是道之所存，也是象之所现。尤其是它与各类独具特色的中国传统文化形态有机结合，更生发出无尽的魅力和现实推动力。

　　以段氏阴阳指点穴功为突出亮点的两仪功法，源自伏羲故都、老子故里的豫东平原，集技击与健身、功夫与哲学于一体，有着四时轮回的勃勃生机，有着处厚抱朴的仁德情怀，是厚植于中原历史文化深处的优秀传统武术，是两仪思想的行为表现。特别是近年来，经过国家非物质文化遗产项目的挖掘展示，经过其传承人、掌门人段保华先生的大力弘扬，人们看到了两仪的神秘力量和科学内涵，看到了点穴功法由小说、荧屏走向现实。这其间，段保华先生居功甚伟，对于两仪功法，他以传统武者的毅力精研深悟，以侠义的精神广交周施，以哲学的眼界校正定位，以社会学家和布道者的气度寻求共鸣。段氏阴阳指由点人体之穴，进而点人性之穴，点社会之穴，其目的也由防身制敌、养生宜寿，上升到对优秀民族文化的认同与传承，上升到文化自豪感的提升与民族凝聚力的增强。

　　中医理论的基本要领是辨证施治，是以"两仪观"看待人的周身、看待人与社会和自然界的关系，在其精神实质和理论原点上，与段氏阴阳指点穴功法同根同源。本书从中医理论角度，解密段保华先生的点穴神功，更为晓畅明了，更为严谨缜密，更为系统全面，独具视野，独辟蹊径，推动了两类文化传承项目的有机融合，开启了新的学术研究领域。本书的编著整理有着重要的现实意义，是一次总结既往、启迪未来的有益探索。

　　老子说过"道之为物，惟恍惟惚"，意思是道作为一种客观存在，表面上看是没有来历、没有形状的。两仪功法是道，中医理论是道，所谓解密，即把两种道之间的共通之处摊开了给大家看，也佐证了大道同源之说。

　　世间万物，其实都符合这个道理。

王少青

2022 年 11 月 22 日

目录
CONTENTS

两仪点穴
养生功

两仪点穴
养生功

两仪阴阳气·强壮天下人

两仪阴阳气

功法简介

　　"易有太极，是生两仪"，两仪即阴阳。两仪功法中的"两仪阴阳气"指通过特殊方法修习而来的人体内行于周天经络、五官九窍、四肢百骸的阴阳之气，它属于人体元气范畴，不仅可使真元充足、气血强盛、经络畅通，也可与劲力相合，随劲力外发而气督血驰，气至而力显。从养生角度来讲，修习"两仪阴阳气"向内可使人内心充盈、养血安神、增精固肾，向外则可令人益气固表、扶正祛邪、通经活络。内外结合，动静相宜则可调和阴阳，延年益寿。坚持修炼本功，不仅对多种慢性病的康复保健多有裨益，还能增强练功者的内功，提升修行者的境界。

　　坚持练习两仪阴阳气的人，大都有这种体验：寒冬腊月，只要两仪阴阳气五个动作一气呵成，不到第三个动作，全身就会发热，瞬间改变手脚冰冷的状态，这是因为气血开始活跃旺盛了。此外，手心的劳宫通心包经，脚心的涌泉通肾经，通过两仪阴阳气就能调动并增强心肾能量，瞬间心肾相交、水火相济。

易有太极，是生两仪

想要改变身体内在的虚弱、亚健康状态，其实最好的方法就是练气。

每一个能养生、能实战的拳种，都曾拥有正确的内功和气的训练方法。两仪阴阳气，是一个基于内功修炼的完整生命再造工程，宏伟而浩大。"精气神"的炼化过程为命功修炼者所重视，其中"精"是生命活力的源泉，两仪阴阳气依此创制而成，它是命功的关键所在。掌握了阴阳气之秘，并且成功实践，也就敲开了性命双修中命功修炼的坦途，进入性命双修完美而全面的佳境之中。

坚持此法，不仅可以保持健康，避免疾病的发生，还可以增强修炼者的内功，可以疏通已经瘀堵的经络，恢复强健的身体功能，以致后天返先天，实现逆修之目的。

练习方法

静如处子——"至柔"

调身：左脚向左跨一步，两脚同肩宽，自然松立，两手并贴大腿外侧，自然下垂，目视前方，下颏微收，舌尖抵上颚，眉心舒展。

调心：用五元归心法想头顶心、两脚心、两手心，以丹田为中心瞬间从外向内合阴阳气，逐渐进入身心虚静、物我两忘的无极之境。同时，意守丹田，辅助想象体内三条线，百会穴与会阴穴上下形成一条线，同侧肩井穴与涌泉穴形成左右各一条线，以期肾水与心火相济，则"井"无干枯之虞，"泉"无外涌之忧。

动如猛虎——"至刚"

瞬间将以下五个动作一次性完成：抓、塌、顶、瞪、捉。

动作详解

（抓手，抓脚）

抓手、抓脚（即脚趾头抓地）如鹰抓鱼，快准稳狠。

一方面，手有六条经络，手太阴肺经、手少阴心经、手厥阴心包经，即手三阴；手阳明大肠经、手太阳小肠经、手少阳三焦经，即手三阳。同时，足也有六条经络，足阳明胃经、足太阳膀胱经、足少阳胆经，即足三阳；足太阴脾经、足少阴肾经、足厥阴肝经，即足三阴。抓手，手部六条经络瞬间全通；脚趾头抓地，足部六条经络全通，十二条经络瞬间充腾、气足血畅。

另一方面，抓手，中指刺激点按劳宫穴，劳宫穴属于手厥阴心包经，心是君主之官，心主神明，按摩劳宫穴可以起到强壮心脏、静心宁神的作用。脚趾头抓地，刚好脚底的涌泉穴上提，涌泉穴是人体足少阴肾经的起始穴位，《黄帝内经》上说："肾出于涌泉，涌泉者，足心也。"顾名思义，肾经之气犹如源泉之水，来源于足下，涌出灌溉周身四肢百骸。

（塌肩坠肘）

两肩自然放松下垂，不可以向上耸，肘部保持向下沉坠，屈如半月，不要伸直上提。

塌肩坠肘，使胸腔不向外挺凸，也不过分内含。胸部如向外挺凸，必然影响气的下沉，而过分的内含，又会使心脏受到压抑，影响心脏功能，阻碍血液循环。

此外，腹部丹田是蓄气的部位，实腹就是指在练阴阳气时，将气沉入丹田。

总言之，塌肩坠肘，胸部要宽松展开，两肩部微向前扣。

（百会上顶）

百会，又名顶天门。百会穴上顶，配合下颔微收使头部得以中正。

百会的虚领，使得颈椎自然松开而有上拔之意，有利于中脉的连接而促使气机的贯通。宇宙中至阳至纯的阳气，得以走中脉层层贯通向下至丹田。

瞪

（瞪眼睛）

瞪大眼睛，向前方看。瞪眼睛，又名眼功，此功专门锻炼眼肌与视神经，以改善和提高视力，是保护眼睛的一种保健修炼功法，是武术内功的必修功法。眼睛是心灵的窗户，有先天与后天之别。生身以后，人眼一动，向外空间看，完全用在一切事物活动上，就会消耗精神意识，所以丹书上叫作"识神"。而未生身时，人在母腹中，二目合并着向内看，没有思维意识活动，是静养精神意识状态，丹书上称为"元神"。

捉

（夹屁股）

环跳穴

侧卧屈股，在股骨大转子最高点与骶骨裂孔的连线上，外 1/3 与中 1/3 的交点处，左右各 1 穴。

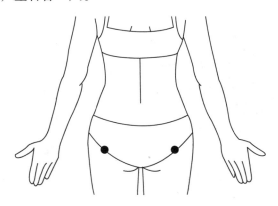

神阙穴

仰卧，脐窝中点处，共1穴。

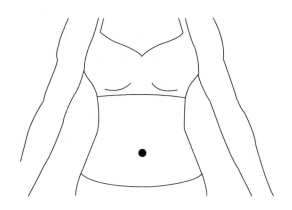

命门穴

俯卧，在后正中线，第二腰椎棘突下凹陷中，共1穴。

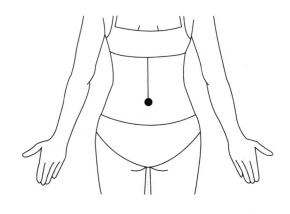

肾俞穴

俯卧，在第二腰椎棘突下，命门穴旁开 1.5 寸处，左右各 1 穴。

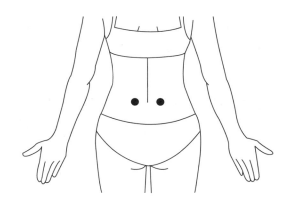

会阴穴

截石位，于肛门与阴囊根部（女性为大阴唇后联合）连线的中点，共 1 穴。

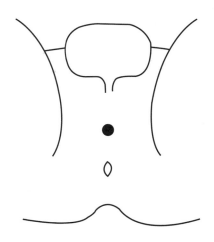

　　在夹屁股瞬间包括以上 7 个穴位在内的循行腰腹部诸经脉的经穴同时往里合，汇聚到丹田。

　　练习夹屁股的动作时，从头顶百会贯下来的阳气和从脚底涌泉穴往上走的阴气，阴阳二气在丹田汇聚，这几个点汇聚成的这一个点就是道家养生接丹的地方。丹田是气的泵，气聚丹田，气随时可以供输全身，为脏腑、经络、四肢百骸所用。

　　夹屁股主要是在练丹田之气，丹田气练得好，气足气顺，气调则血亦和，人则神情怡然，皮肤光滑红润，修道之人能够"鹤发童颜"，即有赖于气血调和通畅。

动作要领

　　在最放松的情况下，突然将五个动作一次完成，即至柔—至刚之间的转化。只有这样才能瞬间让阴阳二气聚合，产生巨大能量，辐射全身，打通全身气血，直至全身发热，后背微汗为宜。五个动作协调一致，爆发力要强，做完一个稍停，放松，缓缓呼气，呼气时，腹部和肛门要慢慢放松，由至柔到至刚，一组为36次或者108次为宜。

功法详议

　　人体经络系统相当复杂，包括十二经、奇经八脉及三万六千细络。经络是人体的气血通道，就如同城市与四通八达的交通网络的关系，城市能够正常运转乃至发展，有赖于宽广的道路不断输送物资、运走垃圾。而以上五个动作瞬间产生巨大能量向全身辐射，能够打通全身经络，这股能量无处不到，从而我们可以用内功按摩自己的五脏六腑。练养自己的生殖系统，以固肾气，以养精气。所谓精足，气则足，神才旺，身体才能健康，五脏才能调和。

　　科学发现，腹压（武学称内气）够，气足血畅，濡养脏腑，身体强健，疾病自然减少了。其背后原因是丹田里的清气通过经脉流经内脏，能把内脏的热气、浊气清除出来，达成排浊纳清的效果，这是长寿和健康的关键。

　　"丹田"，这是一个在传统功法中很重要的概念，最早是由道教丹道学的内丹术发展而来。它涉及了性命之学，和健康长寿有密切关系，但在各家功法中，丹田的具体位置却说法各异。比如晋代皇甫谧《针灸甲乙经》里曰："石门，三焦募也，一名利机，一名精露，一名丹田，一名命门，在脐下二寸。"宋代的《普济本事方》说："气海一穴，道家名曰丹田，在脐下一寸五分，任脉气所发。"而南宋《针灸资生经》说："关元，乃丹田也。"以上是比较常见的三个说法，即丹田分别是气海穴、石门穴、关元穴。但是在道家《丹鼎门》说："飞白非丹，落黄是田。"此中未对丹田的位置固定化，提出为人体内部的某个部位。

两仪功法中认为：神阙穴和命门穴连线，百会穴和会阴穴连线，两线的交点即为丹田的位置。依语义来看，不论是脐下一寸三分或是脐内一寸三分，它指的是一个点，而不是指一整片。我们意守丹田时，守的是距离肚脐下一寸三分的那个点，这跟武术家所练的"丹田气"不一样，武术家在丹田练成精点合一的混元气，混元气是一种"游动的磁场团块"，它已经不是一点，而是一片。

在心息相依的作用下，它与体外的能量随时保持联系，而且可以任意指挥，这才是真正的"丹田气"。因此，静坐只是意守关元，练丹田气才是真正的意守丹田。道家守窍必须静心，但是武术家守丹田气只需稍加"心意"即可操控自如，所以行住坐卧都可以练，甚至在动武、运动之间都可随时补充丹田中的能量。

要谈丹田，首先要"丹"和"田"分开来解释比较容易明白。"丹"字引申为"丸状之物"，"田"字引申为"块状之物"。稻田、麦田意指田中有稻、麦，丹田则意指田中有丹。宇宙万物皆可用几何图形来说明，万物起源于八卦的变化，八卦就是万物构造的几何图形。

人为天地所生，那么，人在天地间的定位在哪里？若以坐标图来看，我们从天上拉一条直线穿过我们头顶进入地里，这是纵坐标；再拉一条横线从我们身体中间穿过，因为肚脐是人身横切面的中点，故以这条线作为横坐标，纵坐标、横坐标必定在肚脐里面的一点交会，而这一点即人在天地间的定位。

古代朝鲜医学家许浚在其医学巨著《东医宝鉴》中指出："脐者，齐也，言其上下齐，身之半，正谓之脐中也。"人身纵坐标与横坐标的交会点正好在我们肚脐里面（不是下面）的一寸三分之处，也就是在人身坐标等于零的地方。坐标为零表示不会消耗能量，就像是一个黑洞，可以无限吸收、储存能量，内聚成为一个能量中心，因此道家所称的"丹"就是指这个地方，老子讲的"不如守中"，守的也是这个地方。

我们在十字坐标的四周各一寸三分之处再用个方形把它框住，它就成为一个"田"字了，这个田字的上半部叫上丹田，下半部叫下丹田，也叫上气海及下气海。但是丹田是立体的，纵剖面是田，横剖面也是田，而中脉刚好通过田的中心点，上通灵台接天，下通阴窍接地。

以横剖面来说，十字与口字接触的四个点，分别为任脉、督脉、左脉、右脉通过的地方。我们练功常说的气沉丹田，其实是气沉下丹田；至于肚脐往下一寸三分的那一点叫作"关元穴"，一般人所说的"意守丹田"，其实守的是关元穴，因为守窍都是守点，不是守整片。

正如《丹经》说过："人身寸寸皆经穴，此体无处不丹田。"所以除了上述丹田之外，布满人身各处的穴道也是练功的重要据点，穴道是人体气血、能量的汇流处，也是人体与外界能量沟通的出入口。

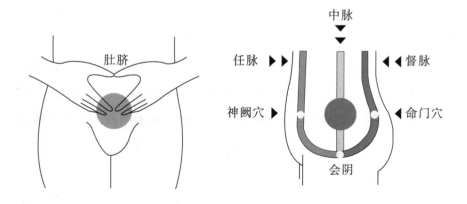

功法效果

　　练习两仪阴阳气，短期内即可获得诸多益处。首先，阴阴合则入睡快，比如改善睡眠，增加精力，睡眠沉、少梦，心肺得养，记忆力提高，次日晨起精力充沛，工作学习不觉劳累。其次，两仪阴阳气可内练脏腑、强健脾胃则消化吸收更好、代谢功能提升；强壮肾脏则肾气足，生殖功能提高、排便正常；脾肾调，人体免疫力增强、抗病力提升。最后，练习两仪阴阳气可修复形体，通过脊背上拔使胸椎中正，任督二脉通畅、改善人体循环，提高新陈代谢水平，手脚不再冰冷、麻木，同时，气血通畅，皮肤细腻容光焕发之自然美。

两仪六式健身养生功

功法简介

　　两仪六式健身养生功是在天地人合一的理论指导下，以人的身体为载体，以精气神为三才，用阴阳二气在丹田处融合，撞击的瞬间产生巨大能量的一种健身方法。实为内外结合、刚柔结合、动静结合、阴阳结合、离坎结合、先天与后天结合，在其心性的作用下，通过气而推动奇经八脉的运行，配以经络、穴位的拍打，一种独特的健身方式。该功法可打通经络、调和阴阳、增精固肾，运用内功依次强化肺、心、肝、脾、肾功能，达到祛病健身、延年益寿的效果。

　　本套功法外练其形，通过双臂的摆动，配合经络、穴位的拍打，使阴阳之气汇聚丹田产生聚能向全身辐射，无处不达，疏通全身经脉，调整身体中柱，使脊背上拔，胸椎中正。外气动则诱发内气，内气动则带动外气，先天气赖后天气充养，后天气得先天气助力，两仪六式强化练养五脏，五行焕新养生，刚柔相济，内外交融，阴阳和合，实为性命双修之上乘功法。

　　本功法可操作性强，适用面广。练习时间自由，不受限制，随己方

两仪六式健身养生功

便，坚持就会有效果；练习场景简单，不需要很大的地方，办公室、家里有一块能站立的地方就可以了；适宜群体广泛，男女老少，10岁到100岁都适宜，零基础也能学，陶冶情操，浸润身心。此功法可谓大道至简，虽为小动作，却有大学问，科学简洁，法简而功宏。

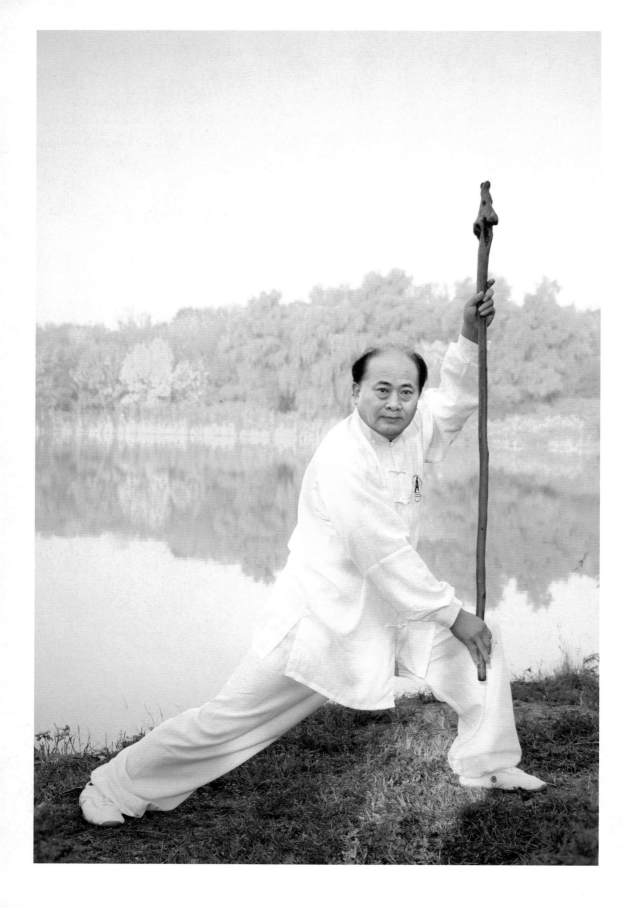

预·备·式

预备式是练习两仪六式健身养生功的奠基石，对整套功法有相当重要的作用，它通过"晃膀"调身、调心、调息，打开人体"两扇门"，使习练者可以很快地进入练功的状态。

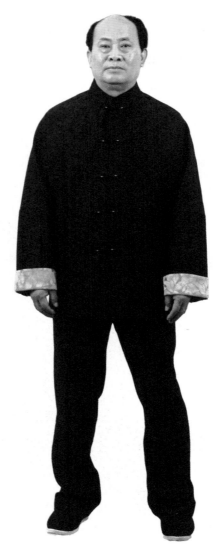

（正面）

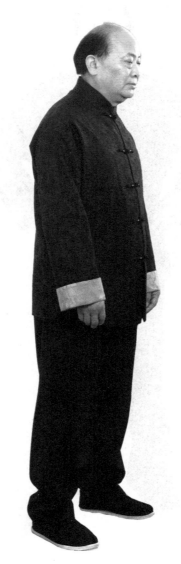

（侧面）

自然站立，中正安舒，呼吸自然，心守宁静。

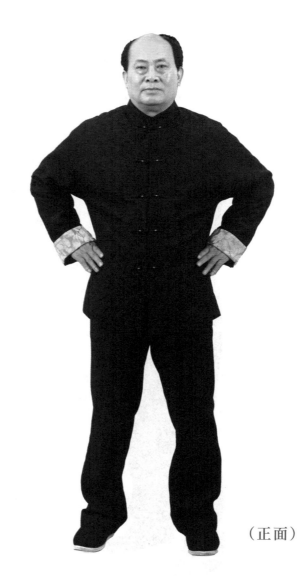

（正面）

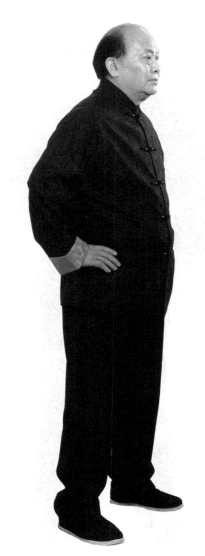

（侧面）

左脚向左跨一步，两手自然上提胯腰间，拇指朝后，掌心向内，目视前方，全身放松，眉心舒展，面带微笑。

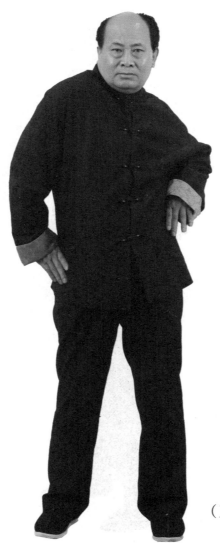

（正面）

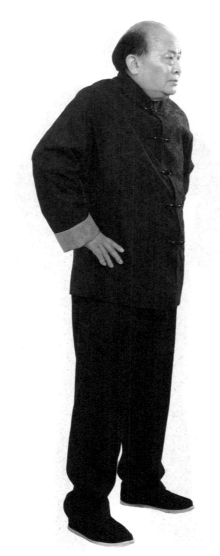

（侧面）

两肩交替上前下后转，把整个肩胛骨转动起来。需要注意的是肩
胛骨转动期间需要闭两仪阴阳气，即夹屁股、脚趾头抓地、瞪眼睛。

预·备·势

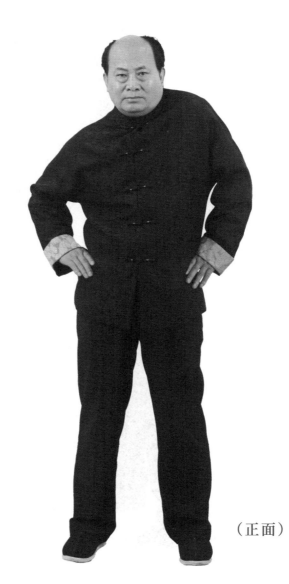

（正面）

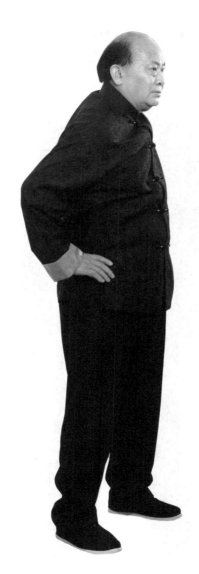

（侧面）

两肩交替上后下前转，把整个肩胛骨转动起来，需要注意的是
肩胛骨转动期间需要闭两仪阴阳气。

预·备·势

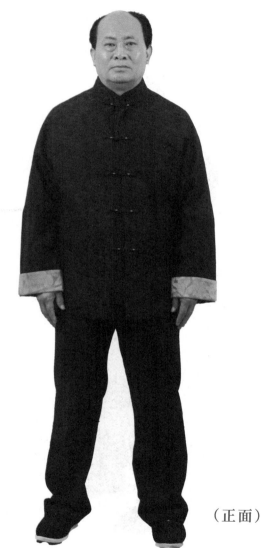

（正面）

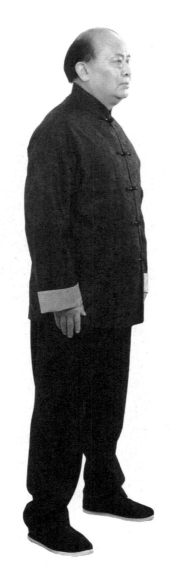

（侧面）

双手自然下落，下垂置于身体两侧，心气平和，从而达到人体形气神三位一体的状态。

第一式　吞星吐河通周天

督脉，为奇经八脉之一，起于胞中，下出会阴，向后从尾骨端长强穴行于背之中，至项后风府穴进入脑内，直行至巅顶，沿前额下行鼻柱，止于上齿龈的龈交穴，总督一身之阳气，有"阳脉之海"之称。

任脉，为奇经八脉之一，起于胞中，下出会阴，向上前行，沿腹部和胸部正中线直上，经咽喉，至下颌，环绕口唇，沿面颊，分行至目眶下，总督一身之阴气，有"阴脉之海"之称。

膻中穴是人体八脉交会之气会，在人体两个乳头正中间位置。

武侠小说里经常提到，打通"任督二脉"就可以功力暴增，最终成为武林高手。从中医的角度来说，任脉主血，督脉主气，为人体经络主脉。任督二脉若通，则八脉通；八脉通，则百脉通，进而能改善体质，强筋健骨，促进循化。就普通人而言，任督两脉本来就是通的，何须打通任督二脉？以道家导引养生的观点，所谓"通督脉"也就是通三关，即尾闾、夹脊、玉枕，行周天运转之意。畅通任督二脉虽不一定变成武林高手，但确实能够改善体质、强筋健骨，能振奋和激发人体自身的阳气，恢复人体的自愈力，从而达到驱除病邪、提升阳气、防病保健的功效。

　　本式功法通过吸气和呼气领导阴阳二气，调整畅通任督二脉，引气归丹田，拉伸足太阳膀胱经，打开气会。本式功法具有很强的针对性，立足于对任督二脉的锻炼，从而达到先天之气来回运转之意，调节后天五谷之气达到平衡，使阴阳二气相互交融，畅通任督二脉。

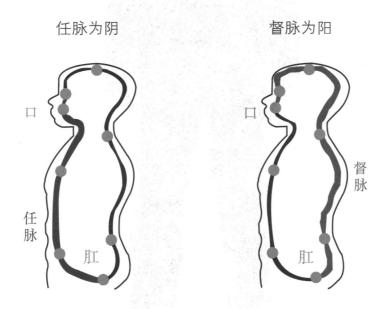

任脉为阴　　　　　　　督脉为阳

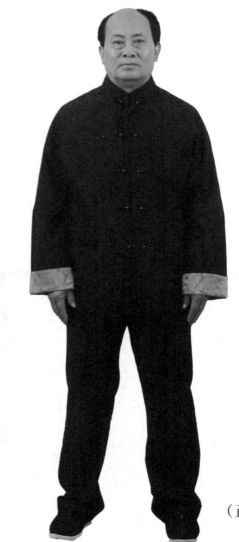

（正面）

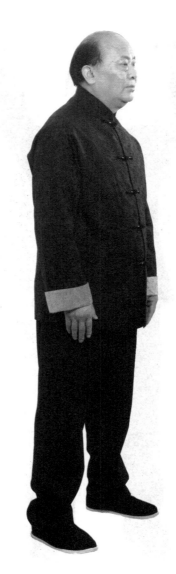

（侧面）

左脚向左跨一步，两脚同肩宽，自然站立，全身放松，身心愉悦，无物无我，让心归零。

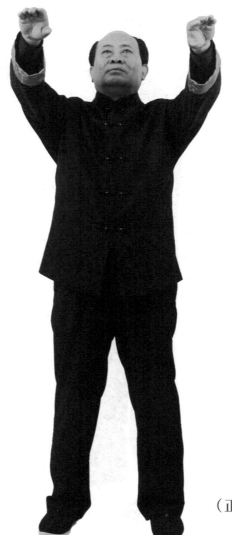

（正面）

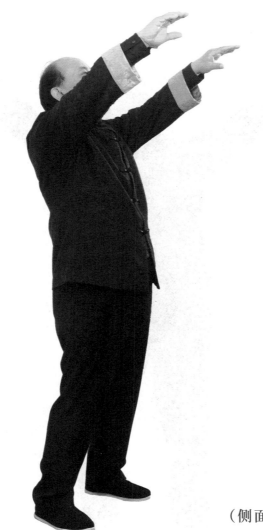

（侧面）

两手曲伸，掌心向下，舌抵下腭，鼻子吸气，同时两手紧跟着慢慢上扬。

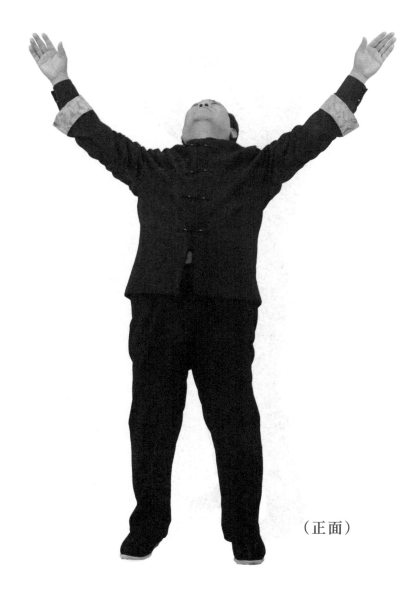

（正面）

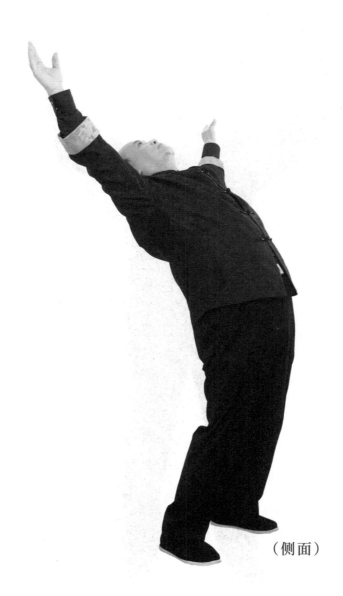

（侧面）

两手上扬，到达最高处，两臂张开，上体后仰（此时即打开膻中穴和任脉）。

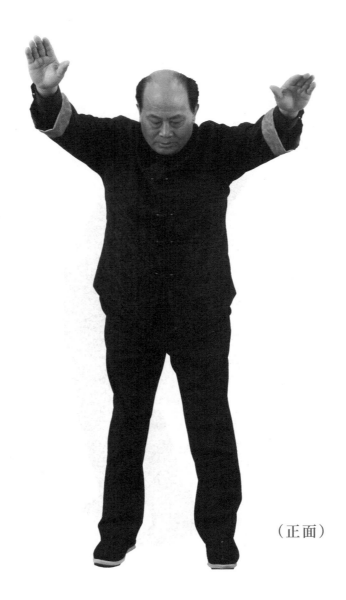

（正面）

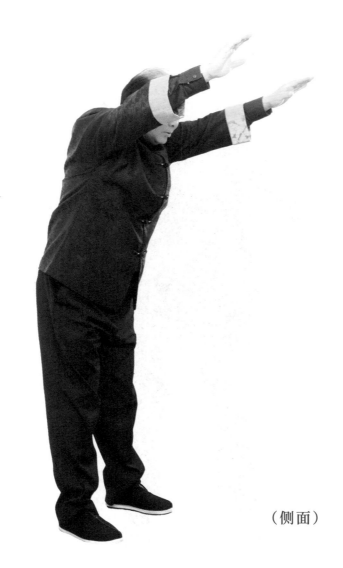

（侧面）

然后嘴微合慢慢吐气，越慢越好，往回吐气的同时，两手慢慢沿原来手势返回，直到一口气吐完。

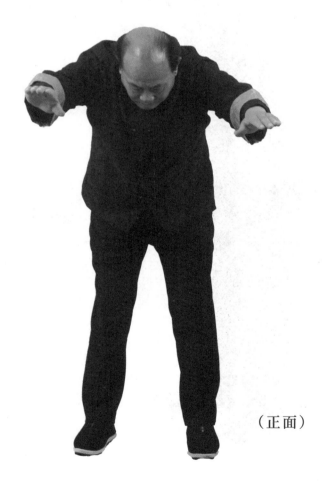

（正面）

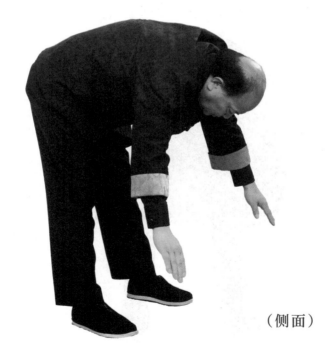

（侧面）

躯体前屈塌腰，以命门向小腹内丹田挤压，引气归丹田。

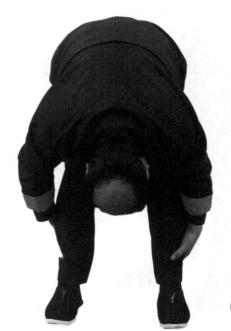

（正面）

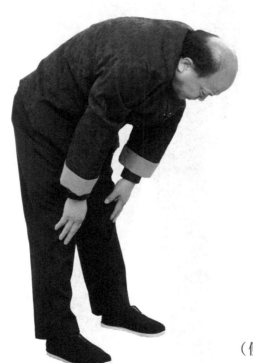

（侧面）

前屈，两手抱足腕，双腿绷直，保持 3 个自然呼吸，让 24 节脊柱慢慢舒展。

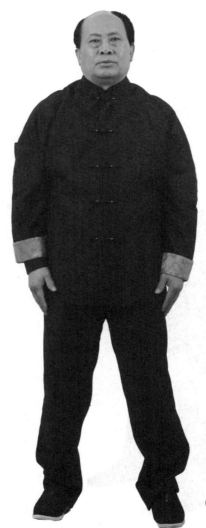

（正面）

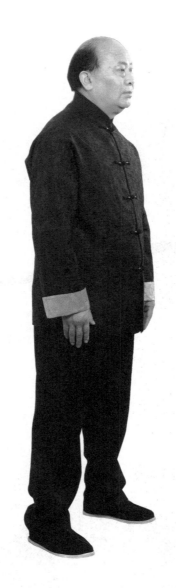

（侧面）

　　吸气，两手慢慢上扬，呼气，双手自然落在身体的两侧，中正安舒。

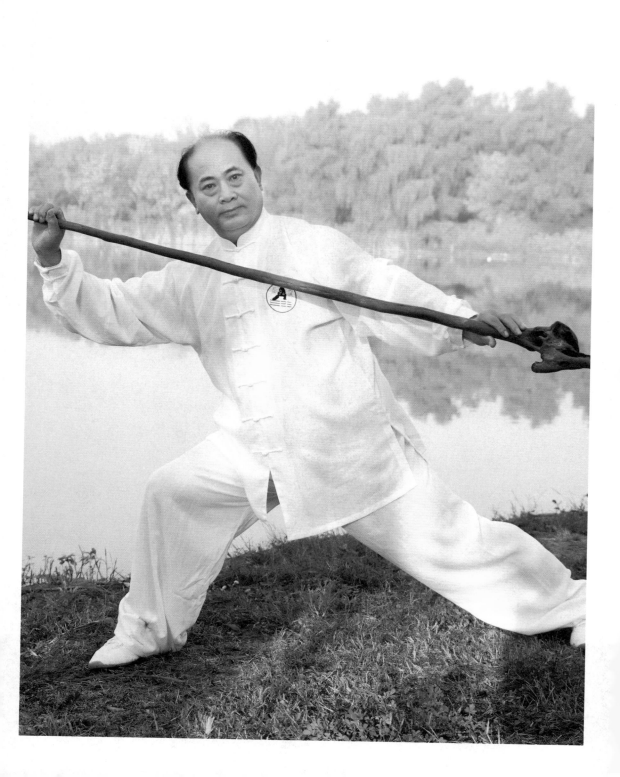

第二式　大鹏凌空君火炎

中医认为，心主血脉，其华在面，心脏功能调和，推动血液正常运行，则面色红润而有光泽，脉象和缓有力，胸部舒畅。

腋窝处极泉穴，是心经的第一个穴位，极泉穴在腋窝中央脉搏跳动处，周围有大量的动脉、静脉、淋巴组织，因此拍打极泉穴附近具有促进血液循环、增强免疫的功效，可以防治心脏相关疾病，包括心悸、胸闷、失眠、冠心病等。

因此，"大鹏凌空君火炎"对防治心胸部位的病症，尤其是心脉瘀阻导致的心前区憋闷等不适症状，具有很好的效果。

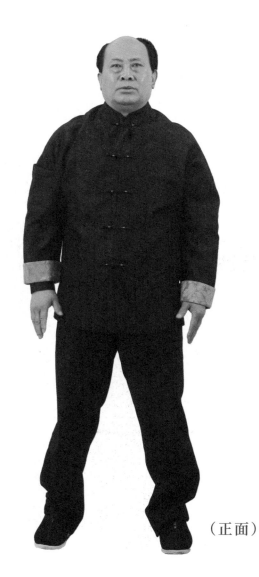

（正面）

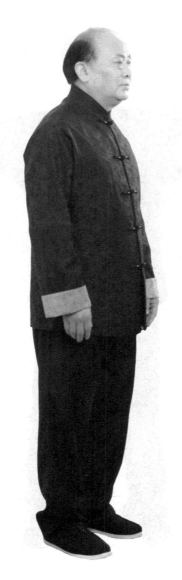

（侧面）

　　　左脚向左跨一步，两脚同肩宽，自然站立，全身放松，目视前方。

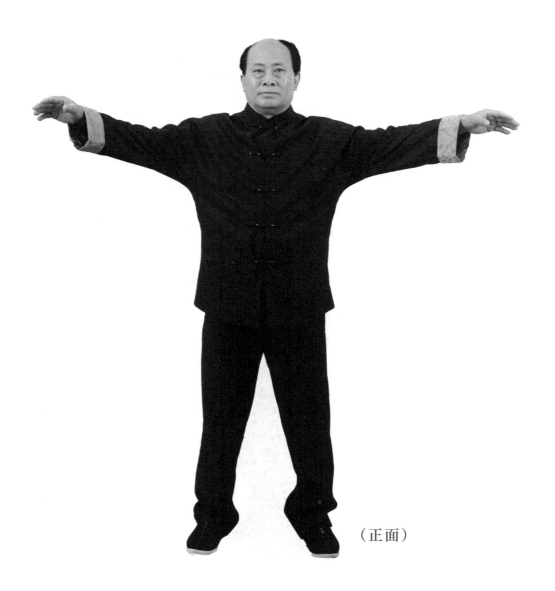

（正面）

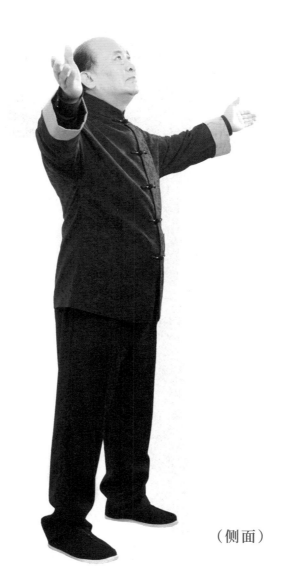

（侧面）

两手向前侧自然抬起，与肩同高。

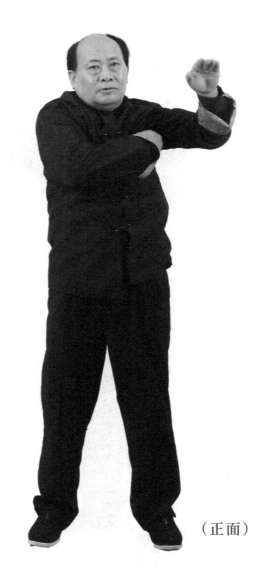

（正面）

第·二·式 ——————————————— **2–3**

用右掌的劳宫穴瞬间拍打左腋下的大包
穴和极泉穴。

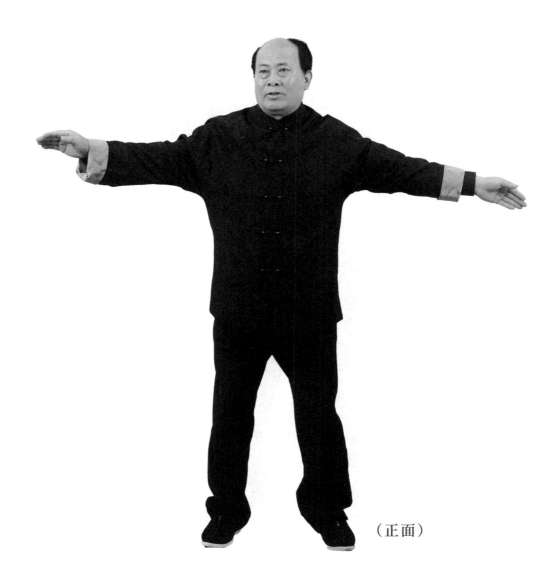

（正面）

拍打后迅速离开，出掌快，回掌更快。

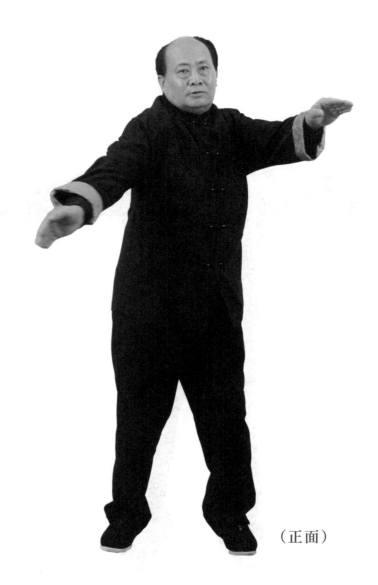

（正面）

发劲的同时，必须闭阴阳气。

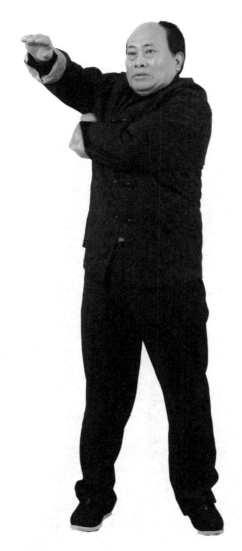

（正面）

　　右手向右方自然伸展后，用左手拍打右侧的极泉穴
和大包穴，以上述同样的方法交换拍打即可。

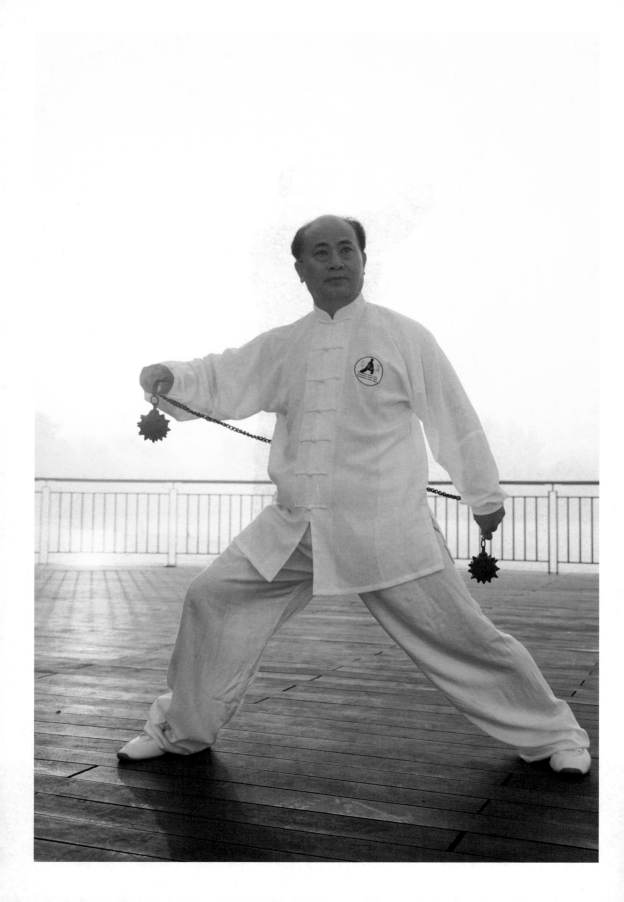

第三式 平地惊雷催土运

脾胃乃人体后天之根本，气血生化之源。脾胃互为表里，胃是"水谷之海"，主受纳、腐熟水谷，脾主运化水谷，输布精气津液。先天之精藏于肾，后天之精来源于脾胃，先天之精有赖后天脾胃的滋养而充盛。《素问·经脉别论》曰："食气入胃，浊气归心，淫精于脉……"《灵枢·营卫生会》曰："人受气于谷，谷入于胃，以传于肺，五脏六腑，皆以受气。"所以水谷经过脾胃的腐熟、运化、转输，化生气血，上输于肺，贯注于心，输布全身，营养五脏六腑，四肢百骸，筋骨皮毛。

根据人体经络分布的规律，腹部有包括任脉在内的7条阴经经过，是先天最容易寒凝的地方，腹部寒凉是导致腹部肥胖、经络堵塞的最大原因。腹部是人体五脏六腑的集装箱，包括脾、胃、肝、胆、肾、膀胱、大肠、小肠、子宫等脏腑，如果腹部经络不通，温度过低，就会影响脏腑机能，腹部的保养对调理这些脏腑的慢性疾病会起到直接的效果。

根据此原理，本功法采取的是两仪内功配合穴位拍打，速清肠毒，激正肠胃。

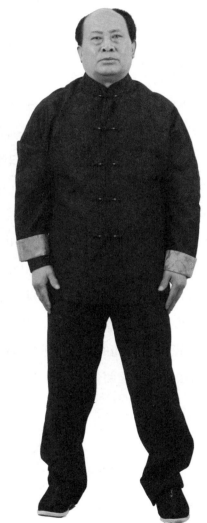

（正面）

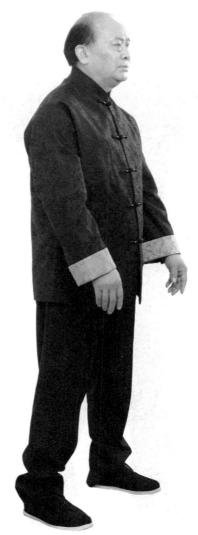

（侧面）

左脚向左跨一步，两脚同肩宽，自然站立，全身放松，两手自然抬起，与肩同高。需要注意的是两手臂抬起定要至柔，松肩虚腋可以调动人体的手三阳三阴之经气的流动，使手部气血通畅。

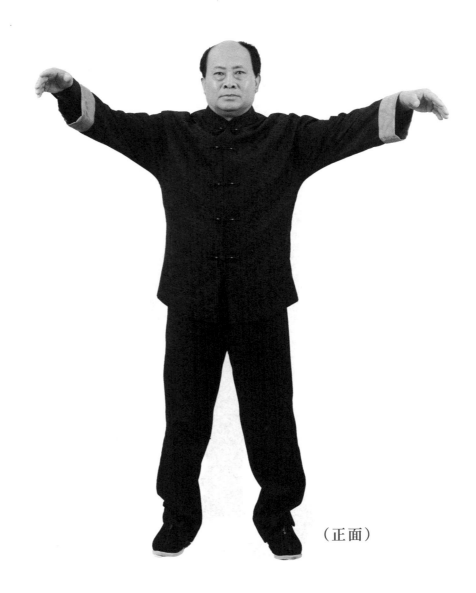

（正面）

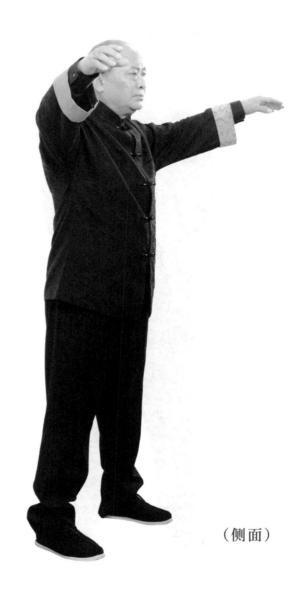

（侧面）

然后瞬间闭两仪阴阳气，即夹屁股、脚趾头抓地、瞪眼睛。

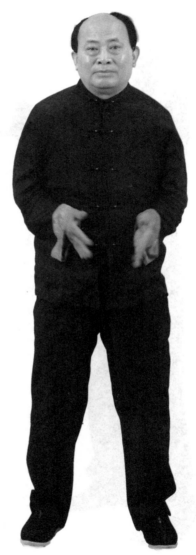

（正面）

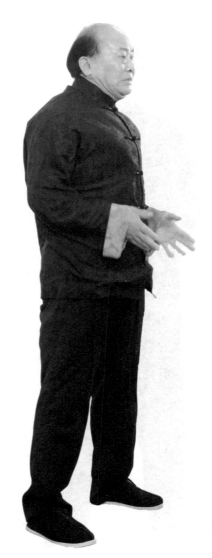

（侧面）

同时用手掌的小鱼际拍打。

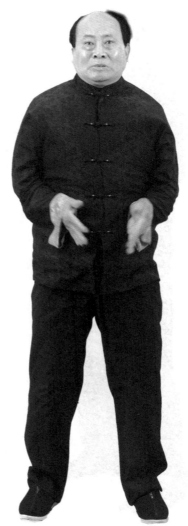

（正面）

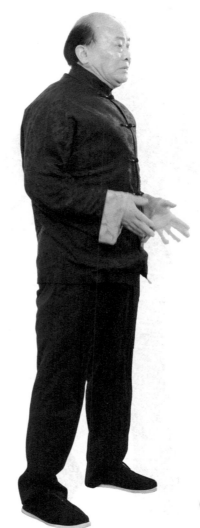

（侧面）

拍打肚脐旁开 2 寸的天枢穴，瞬间打通全身气血。

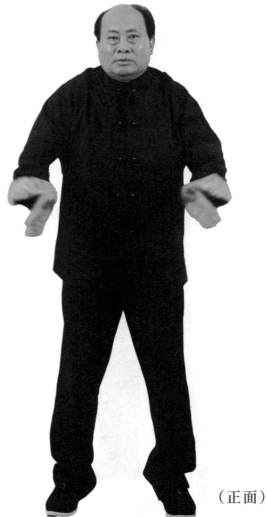

（正面）

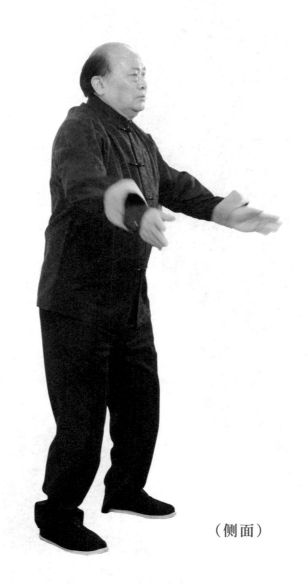

（侧面）

同理，击打肚脐上4寸的中脘穴和肚脐下1.5寸的气海穴，发力击打时要巧妙运用两仪阴阳气相聚产生的巨大能量注入穴位中。

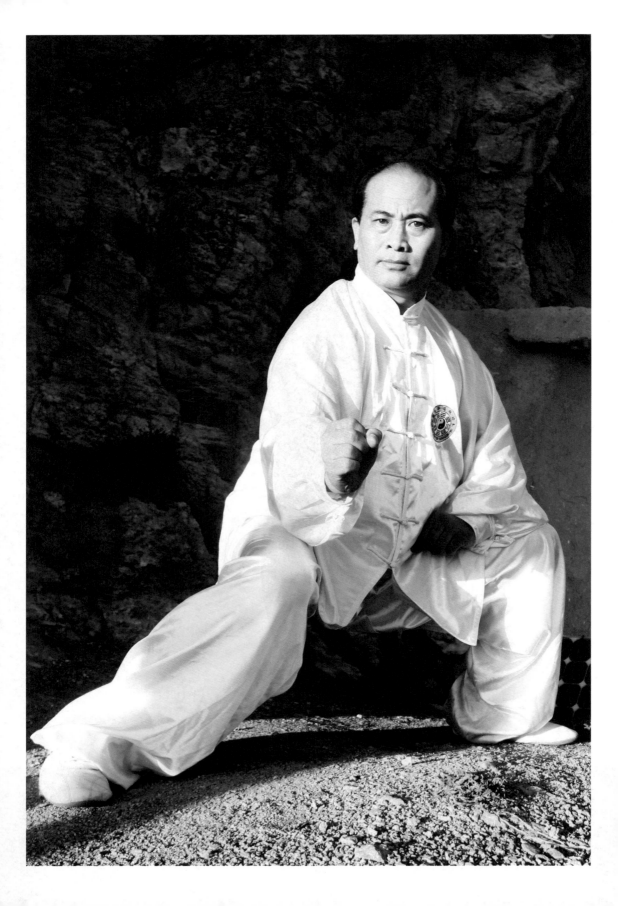

第四式　凤凰展翅利颈肩

　　肩颈部是大肠经、小肠经、三焦经、胆经、胃经、膀胱经、督脉等阳经到达头部必经的通道，若此部位经脉凝滞，可阻碍气血上注于头部。而当今社会中，我们的生活习惯经常导致肩颈部经络阻滞不通，比如长期伏案工作、长时间低头看手机电脑、频繁穿露肩装，种种此类，或因于风，或因于寒，或因于湿，或因于血，致使肩颈部经络阻滞，轻则可见肩颈部僵硬不适，转摇屈伸不利，重则见局部疼痛难忍，生活起居受限，甚者出现目胀耳鸣，头晕头蒙，失眠体倦，血压异常等头面部相关疾病。凡遇此类，打通肩颈部气血为祛除病症之要。

　　此方法是百会虚领配合下颏微收使头部得以中正。因百会的虚领，颈椎自然松开而有上拔之意，督脉之气随之上升；而下颏微收，可使任脉之气自然下降。舌抵上腭，俗称"搭鹊桥"，有利于任督二脉连接而促使气机升降正常。

　　本式动作要求斩手，以腰带肩，以肩带臂，力发丹田，通过腰椎、胸椎、颈椎向上，用气爆顶，是机械牵引效果的数倍，能迅速促使脊椎、肩颈通达，气血充盈。

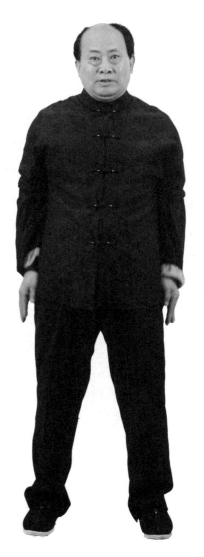

（正面）

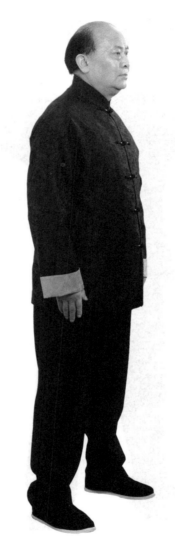

（侧面）

左脚向左跨一步，两脚同肩宽，自然站立，全身放松，目视前方。

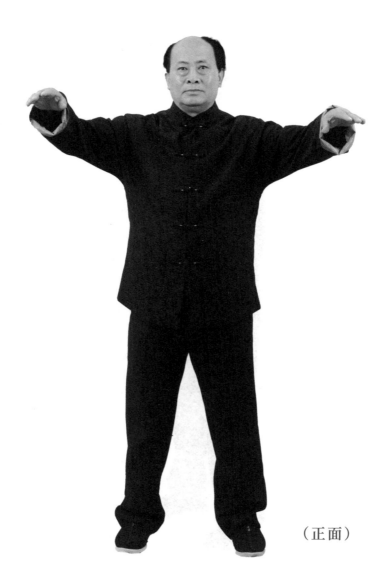

（正面）

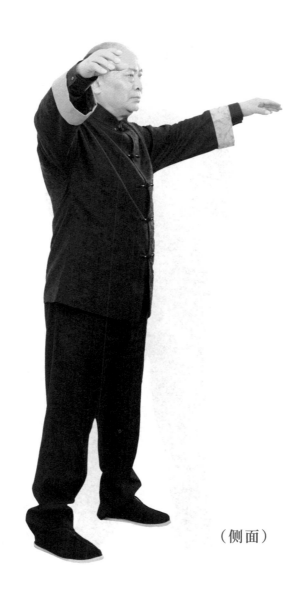

（侧面）

两手向前侧自然抬起，与肩同高。

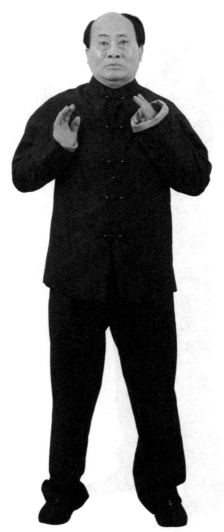

（正面）

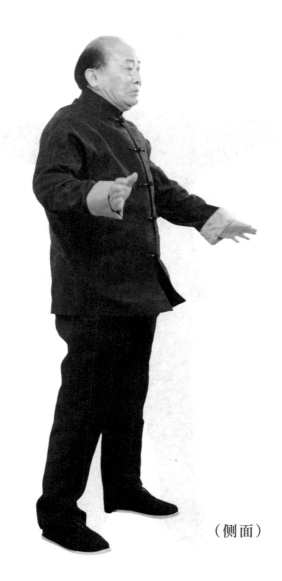

（侧面）

随即快速向下方猛斩掌，发灵劲，速斩速回。

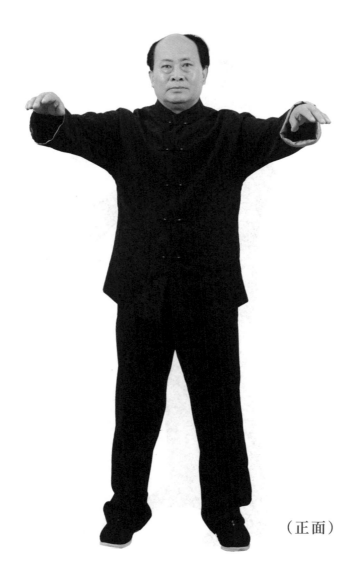

（正面）

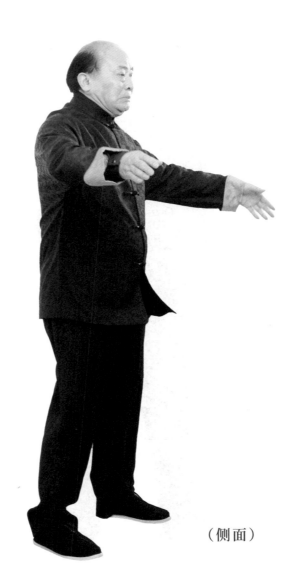

（侧面）

两手速斩速回。

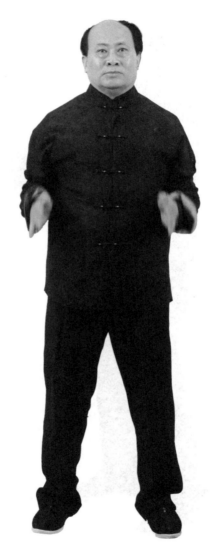

（正面）

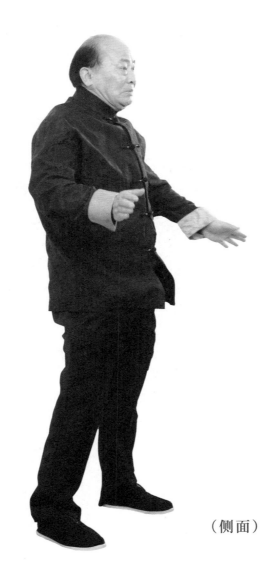

（侧面）

发劲的同时，必须闭阴阳气。

第五式　流星追月金木顺

中医认为肺具有主气而司呼吸的生理功能。《素问·六节藏象论》云："肺者，气之本。"肺主全身之气，通过原地跑的训练可对心肺具有较好的调练作用，对治疗心肺疾患疗效较佳。

从中医经络腧穴的角度来看，章门穴隶属肝经，为八会穴之脏会，亦为脾之募穴，是为脾之精气结聚之处。而足厥阴肝经循行于胁肋，本式动作中两手握固，拳轮贴于章门穴，通过对包括章门穴在内的两胁肋的摩擦，起到疏肝理气、条畅情志之功效，通过疏肝气达到和脾土的目的。

本式在腰扭动的同时，还带动肩胛部活动，充分地刺激了背部足太阳膀胱经上多个脏腑的背俞穴，以及夹脊等经外奇穴。无论是背俞穴还是夹脊穴，均分布于脊柱两侧，与附近的脏腑组织器官有很强的对应关系和紧密联系。因此，此节功法通过对背俞穴和夹脊穴的刺激，于人体相应的脏腑具有调节作用，具有调节范围广和作用明显的特点。

故本式原地跑步动作，扭腰摆胯，摩擦章门穴和期门穴，乃借助肝气的疏泄调达而运化脾土，强化了脾胃气血生化之源的生理功能。同时，夹屁股调养的是人体精气和肾气，整个动作还能增强肺活量，畅通心肺，疏肝理气。

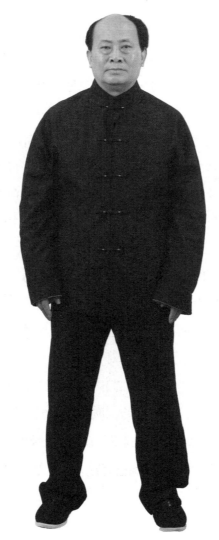

（正面）

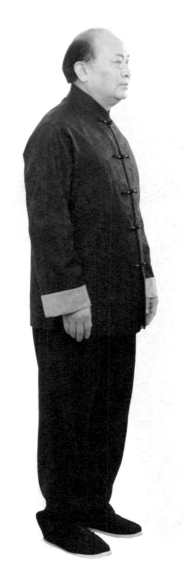

（侧面）

左脚向左跨一步，两脚同肩宽，自然站立，全身放松，目视前方。

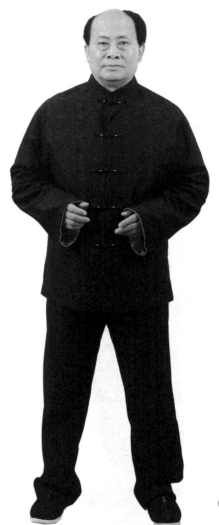

（正面）

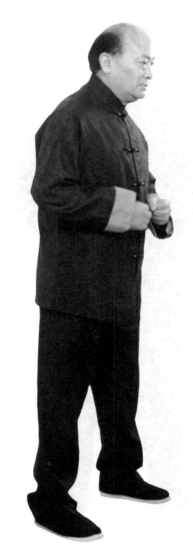

（侧面）

曲膝提臂，双手放在胸前，手腕内侧大概在肝经的期门位置。

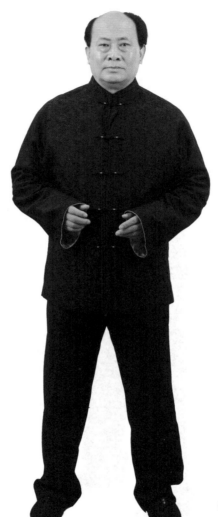

（正面）

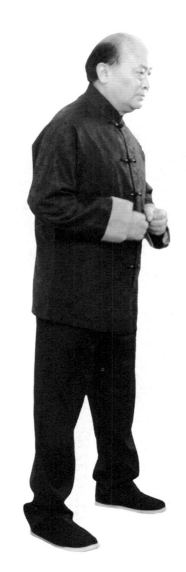

（侧面）

同时闭阴阳气。

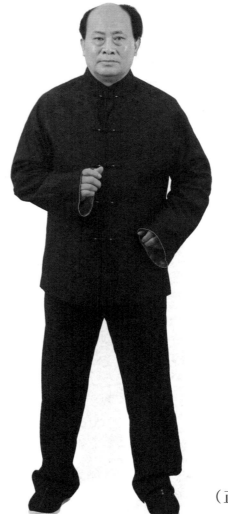

（正面）

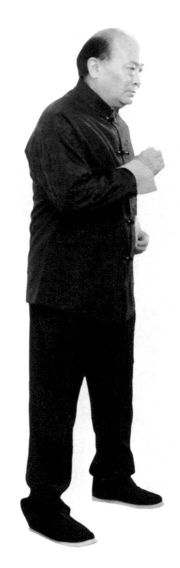

（侧面）

双手前后做原地跑步动作，并扭腰摆胯。

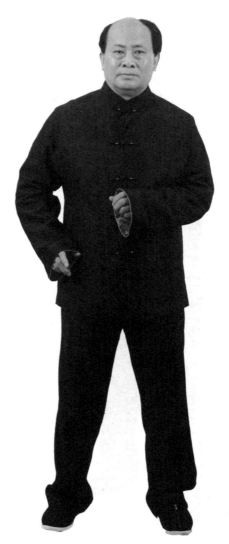

（正面）

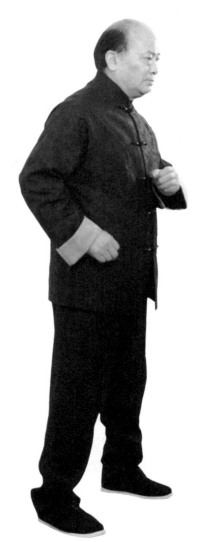

（侧面）

摩擦章门穴和期门穴（由慢到快，慢慢加速）。

第六式　五心一阴气归元

归元，道家哲学，回归本源或元气之意。

"五心一阴气归元"是将自身小宇宙和自然大宇宙融为一体，把全身毛孔穴窍打开，通过一吸一呼，与宇宙交换各种物质，能量和信息达到内外混元归一，天人一体。练习此功法时，意念宇宙中至阳至纯的阳气从顶心（百会）及手心（劳宫）和大地之阴气从脚心（涌泉）一阴（会阴穴）分别进入体内，即吸地阴、采天阳、收万物，终成混元之气入丹田，因此能增强修炼者的内气，使气感较强。"五心一阴气归元"能把大自然中阴、阳、万物之气采入，与自身元气贯通起来，在体内往返运行，存正排邪，产生意想不到的功力。

本功丹田的位置定在肚脐与命门、百会与会阴两线的交点上。随功夫的深入，习者自觉丹田不断充实、扩大，直至整个人体是一个大丹田，此时丹田动，则全身无处不动，全身处处是丹田，外界为大宇宙，自身为小宇宙的内在体验。

本功法不仅可使真元充足、气血强盛、经络畅通，而且与劲力相合，则气督血驰，气至而力显。从养生来讲，能使人内心充盈、安神养血、扶正祛邪、打通经络、调和阴阳、增精固肾、延年益寿，坚持锻炼本功，既可治疗多种慢性疾病，还能增强练功者的内功。通过习练让我们的身体回归元气满满的先天自然本源状态，是为气归元也。

静如处子——"至柔"

调身：中正安舒，头领身正，骨正筋柔。百会为诸阳交会之所，虚领顶劲，百会领起拔高，全身经络自然贯通，两手并贴大腿外侧，自然下垂，目视前方，下颏微收，舌尖抵上颚，眉心舒展。

调心：五心归元，一阴涌入，气聚丹田。想头顶心、两脚心、两手心，一阴即会阴，以丹田为中心从外向内慢慢合阴阳气，逐渐进入身心虚静、物我两忘的无极之境。通过五心一阴之气的聚合再向全身辐射，气越来越流畅，中气越来越充足，精力旺盛，身体与自然呼应，内外共振，天地交泰，自我相融。

调息：一吸必提，二气相聚，真气归脐。五心归元源于自然，一吸一呼合于自然，身体内与外统一，人与自然共鸣，修炼"内在与外在"，身心合一，静中之静，内外互润，窍窍相应，炼神还虚，道法自然。吸气，阴阳二气向丹田聚拢；呼气，丹田气向全身三万六千细络散开，意念想象如能量波从中心点向外层层散开。

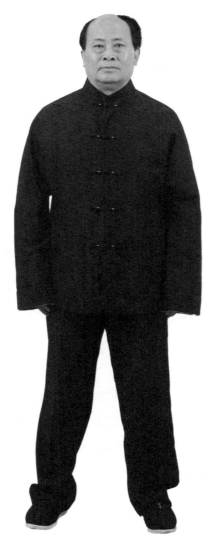

（正面）

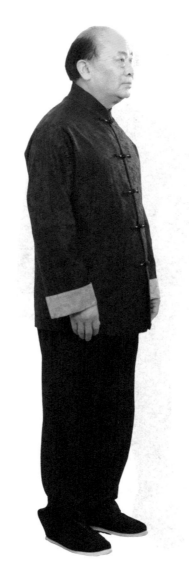

（侧面）

左脚向左跨一步，两脚同肩宽，自然站立，目视前方，下颏微收，舌尖抵上颚，眉心舒展，让心归零。

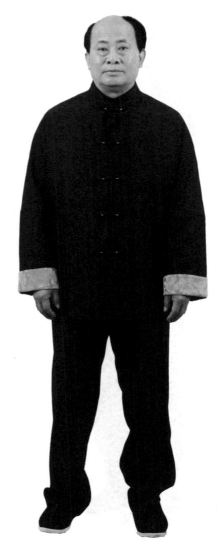

（正面）

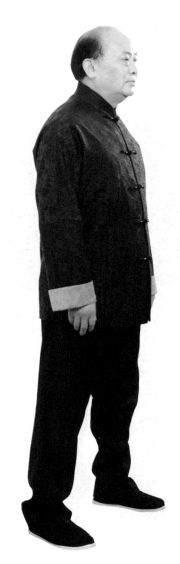

（侧面）

意通百会穴，百会上领，尾闾下垂，目的是把脊柱拉直，使中脉贯通，随吸气，意念宇宙中至阳至纯的阳气直贯丹田。

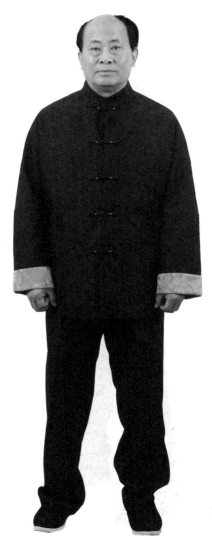

（正面）

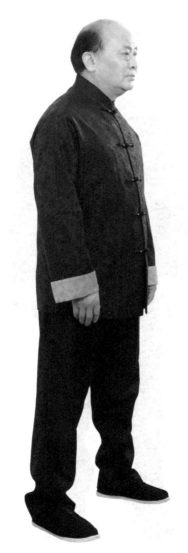

（侧面）

意通双劳宫，两手并贴大腿外侧，自然下垂，掌心朝内，随吸气，抓手。意念气由劳宫穴顺手三阴、手三阳通过肩向颈前天突穴汇合，再过胸前膻中穴向下直通丹田。

意通双涌泉，随吸气，脚趾头抓地。意念气由两脚涌泉穴沿足三阴、足三阳上行至两侧之间与会阴穴汇合，再向上直通丹田。

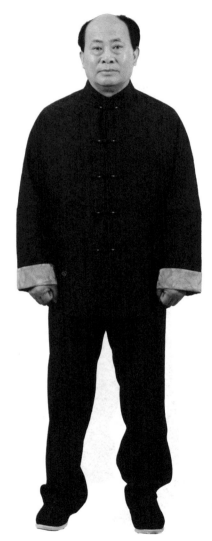

（正面）

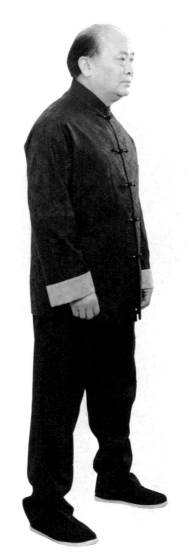

（侧面）

意守丹田。需要注意的是，在练习时，精神要集中、专心。意想丹田时，要求身体端正，全身放松，逐渐求达凝神守中的状态。

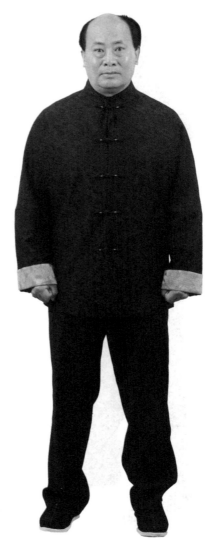

（正面）

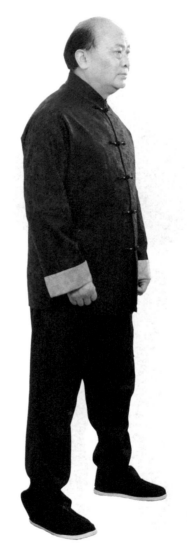

（侧面）

　　在练习"五心一阴气归元"时，要先入静，意守丹田约1分钟（配合随息）后，配合吸气，气随意行；吸气，如鹤抱卵，抓手、脚趾头抓地、提肛、敛臀、收腹、瞪眼睛，同时从百会、两劳宫、两涌泉、会阴同时引阴阳二气归入丹田，紧闭9秒。五路真气归入丹田后，即意守30秒（配合随息或止息），然后配合呼气，呼气，如神龙吐雾，五路真元又顺原路返归各穴。待略停注守片刻后，再吸气重复练习"五心一阴气归元"法。

收　势

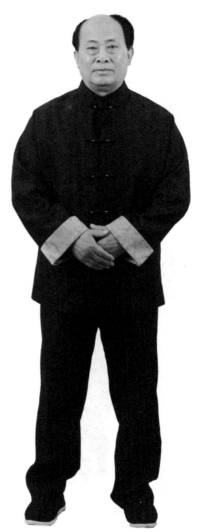

（正面）

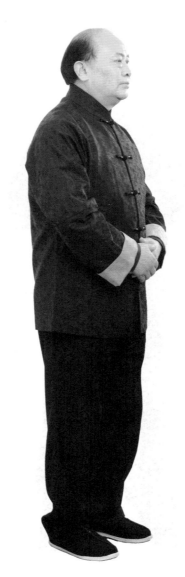

（侧面）

在不破坏身体状态的情况下，两臂向下捧气至腹部，置于脐上（全身放松），把通过练功激荡起来的气机收归体内。

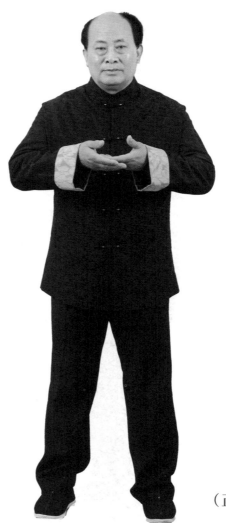

（正面）

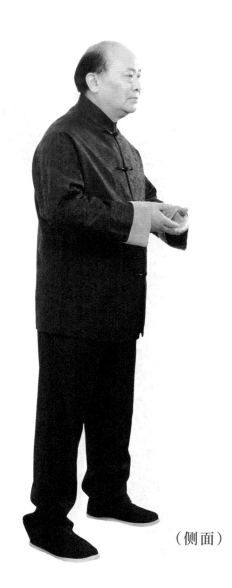

（侧面）

两手上行，提至与膻中穴（气会）平行。

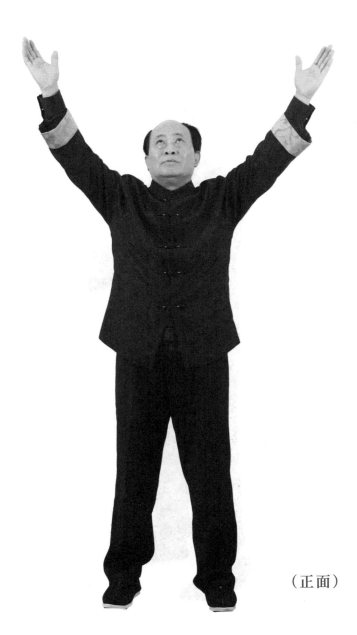

（正面）

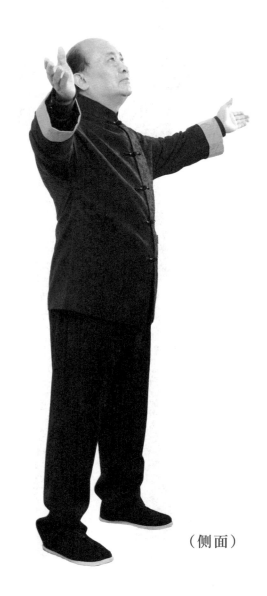

（侧面）

由膻中穴（气会）自然上行举到头顶。

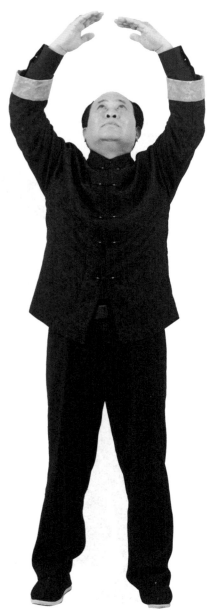

（正面）

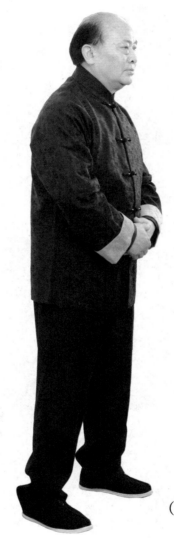

（侧面）

使气归丹田，意想丹田与命门相通。然后意想松两肘、松劳宫、松丹田，两手放于体侧，收回左脚，全身松静，气定神宁，即为收功完毕。

五脏疾病自我疗愈法

五脏是肝、心、脾、肺、肾五个脏器的合称，人体五脏各司其职，心主血脉，肺主气，肝主疏泄，脾主运化，肾主藏精，缺一不可。

人体的经络是以十二正经、奇经八脉为主体的复杂系统，犹如纵横交错的道路交通和山川河流湖泊，具有沟通联系脏腑内外和存储运输气血等作用。

中医认为，人体健康往往在于五脏平和，五脏平和往往在于经络通畅，经络通畅与否往往取决于人体气血状态。所以要想身体健康，就必须让气血调和、经络通畅，如此则五脏才能归于平和。两仪点穴养生功，采取点按穴位与内功练习的方法就能强健五脏，驱除疾病。

心主血脉

《素问·痿论》提到"心主身之血脉"，心脏调控主导着血液在脉管中的正常运行，进而濡养五脏六腑、四肢百骸。"心主血脉"功能的实现条件，可以简化为：心气作为动力是关键，气血充盈和顺是前提，脉道通畅是基础。三者有一个出现问题，比如心力下降或气血亏虚或血脉瘀阻，"心主血脉"功能便会受损，常表现有心慌、胸闷、失眠、冠心病等疾病，所以调治心脏相关疾病的重点是"强心养心""补充气血""通脉活血"。

手少阴心经从胸部走向手指，经穴主要分布在腋下，上肢掌侧面的尺侧缘和小指的桡侧端。起于极泉，止于少冲，左右各9穴。

心系疾病的两仪点穴养生功适用以下疾病和症状的调理：心慌气短，心神不宁，胸痛，胸闷，失眠，心肌梗死后康复，心脏供血不足，心经走行处麻木疼痛等不适。

——养生之道——
心系疾病的两仪点穴养生功

一　内功练习

（1）大鹏凌空君火炎（具体练习参照第 49-57 页）。

（2）内功拉小指。左手小指和右手小指交叉紧拉，相互拧转，在拧转的同时夹紧屁股，促使心肾相交，益肾益心。

（3）两仪外掰劲。右手上提到胸前，掌心向下，手心写"2"，向右前方发抖劲，此劲法走心经、心包经。

二　循经拍打、按揉，疏通本经的经气

（1）循经拍打心经和心包经，从心经的极泉穴到少冲穴，从手厥阴心包经的天池穴到中冲穴，做到至柔至刚，百蓄一放，手到经畅。

（2）用左手掌或右手掌的大鱼际紧按胸部的膻中穴，上下按移，用力时一定夹紧屁股，屁股夹紧一次，同时用力按一次，每组做 36 次，左右手分别做 36 组。

（3）点按穴位：神门、内关穴。

附 穴位主治

极泉穴

①心痛；②干呕，咽干；③瘰疬；④胁痛，肩臂痛。

少冲穴

①心痛，心悸，心烦，神昏；②胁痛。

天池穴

①咳嗽，痰多，气喘，胸闷，胸痛，腋下肿；②瘰疬。

中冲穴

①中风昏迷，舌强不语；②心痛，心烦；③热病，中暑，晕厥，小儿惊风。

膻中穴

①胸闷，心痛，咳嗽，气喘；②产后乳少；③噎膈。

神门穴

心痛，心烦，惊悸，痴呆，健忘，失眠，癫狂，惊痫。

内关穴

①心悸，心痛，胸闷；②胃痛，呕吐，呃逆；③癫狂痫；④肘臂挛痛。

肺主气

肺主气，包括主呼吸之气与一身之气两个方面。一方面，肺主呼吸之气，人体从自然界吸入清气，呼出浊气，吐故纳新，这一呼一吸的生理活动有赖于肺脏宣发肃降有序调控，人体呼吸得以均匀通畅；另一方面，肺主一身之气，在气机调节和一身之气尤其是宗气的生成和运行中，肺脏起着重要作用。

中医称肺为"华盖"，是说肺在五脏六腑中所处位置最高，像一把大伞盖，罩在五脏六腑的上面，可见肺主气的功能对机体脏腑有牵一发而动全身的影响，所以肺气不调，脏腑为之受累而变生诸病症。例如，肺气虚，容易出现胸闷气短，体倦，反复感冒，咳嗽，怕风怕冷，肺气逆，哮喘诸病。

手太阴肺经从胸部走向手指，经穴主要分布在胸部的外上方，上肢的掌面桡侧和手掌及拇指的桡侧。起于中府，止于少商，左右各 11 穴。

肺系疾病的两仪点穴养生功适用以下疾病和症状的调理：呼吸系统疾病，过敏性鼻炎，胸闷气短，体倦，咳嗽，气喘，怕风怕冷，反复感冒。

——养生之道——
肺系疾病的两仪点穴养生功

一　内功练习

吞星吐河通周天（具体练习参照第 32–47 页）。

二　循经拍打、按揉，疏通本经的经气

（1）循经拍打肺经，从上向下，拍打时夹屁股、瞪眼睛。

（2）两手交叉搓揉大鱼际，使大鱼际发热为佳，搓揉时夹屁股、瞪眼睛。

（3）撞击虎口（合谷穴），撞击时夹屁股、瞪眼睛。合谷与肺经的络脉直接相通，故此穴可以宣肺理气、疏风解表、调汗泻热。

（4）点按穴位：尺泽、孔最、太渊、鱼际、膻中。

附 穴位主治

鱼际穴

①咳嗽，咯血，咽干，咽喉肿痛；②身热，掌中热，头痛；③小儿疳积。

合谷穴

①头痛，齿痛，目赤肿痛，咽喉肿痛，鼻衄，耳聋，口眼㖞斜，口噤；
②恶寒发热，无汗，多汗；③滞产，经闭，痛经；
④中风失语，上肢不遂。

尺泽穴

①咳嗽，气喘，咯血，咽喉肿痛，胸满；②干呕，泄泻；
③小儿惊风；④肘臂痛。

孔最穴

①咳嗽，气喘，咯血，咽喉肿痛；②热病无汗；③肘臂疼痛。

太渊穴

①咳嗽，气喘，咯血，咽喉肿痛；②脉症；③手腕疼痛无力。

膻中穴

①胸闷，心痛，咳嗽，气喘；②产后乳少；③噎膈。

肝主疏泄

肝主疏泄，主要指的是，肝脏具有保持全身气机疏通畅达，通而不滞，散而不郁的作用，肝脏最关键功能便是调畅气机。中医把肝脏比喻为树木，是生发和条达之象，同时对土壤有固护疏理的作用，在人体内则有调畅气机情志和参与脾胃消化的功能。

若肝的疏泄功能失调，则全身气机失和、人体情志不畅，以致肠胃消化、男女生殖等问题相继产生，表现有情绪异常、易烦易怒、耳鸣目胀、食欲低迷、胁肋胀满、月经失调等。

足厥阴肝经从足趾走向胸腹，经穴分布在足背，内踝前，胫骨内侧面，大腿内侧，前阴，胁肋部。起于大敦，止于期门，左右各 14 穴。

肝系疾病的两仪点穴养生功适用以下疾病和症状的调理：胁肋胀满，口干口苦，食欲低迷，情绪异常，易烦易怒，耳鸣目胀，视力减退，阳痿早泄，月经不调，血压异常，甲状腺疾病，乳腺疾病。

——养生之道——
肝系疾病的两仪点穴养生功（肝郁不疏）

一　内功练习

流行追月金木顺（具体练习参照第 83-93 页）。

二　循经点按穴位，疏通本经的经气

（1）用左手掌或右手掌的大鱼际紧按胸部的膻中穴，上下按移，用力时一定夹紧屁股，屁股夹紧 1 次，同时用力按 1 次，每组做 36 次，左右手分别做 36 组。

（2）眼疾防治主要动作：点风池、握拳怒目、闭阴阳气。

（3）点按穴位：太冲、大敦、期门、足三里。

附 穴位主治

膻中穴

①胸闷，心痛，咳嗽，气喘；②产后乳少；③噎膈。

太冲穴

①目赤肿痛，咽干，咽痛；②阴疝，前阴痛，少腹肿，遗尿，癃闭，

月经不调；③黄疸，胁痛，腹胀，呕逆；④小儿惊风；

⑤下肢痿痹，足跗肿痛。

大敦穴

①疝气，睾丸肿痛，前阴痛，少腹疼痛，遗尿，癃闭，月经不调，阴挺；

②小儿惊风，癫痫，神昏。

期门穴

①胁下积聚，气喘，呃逆，胸胁胀痛；②呕吐，腹胀，泄泻；③乳痈。

足三里穴

①胃痛，呕吐，呃逆，腹胀，腹痛，肠鸣，泄泻，便秘；②热病，癫狂；

③乳痈；④虚劳羸瘦；⑤膝足肿痛。

脾主运化

　　脾主运化，包括两个方面，一是运化水谷精微，即脾具有把水谷（饮食物）化为精微，并将精微物质转输至全身的生理功能；二是运化水液，即脾对水液有吸收、转输和布散的作用。归纳起来，运化包括了促进消化、吸收和输布三个过程。五脏六腑赖以气血濡养，而脾是气血生化之源，所以脾脏为人身脏腑之基，为后天之本。

　　养脾之道，脾健则气血足，气血足则脏腑自不病，免疫力增强，身体强健。反之，脾受病，消化类疾病接踵而至，如《素问·脏气法时论》中说："脾病者，身重，善饥肉痿，足不收，行善瘈，脚下痛；虚则腹满肠鸣，飧泄食不化。"所以能见到腹胀、肠鸣腹泻、食不消化、食欲萎靡、体倦身重、面黄肌瘦，还包括高血糖、高血脂等疾病，诸如此类，不胜枚举。

　　足太阴脾经从足趾走向胸腹部，经穴分布在足大趾，内踝、下肢内侧，腹胸部第三侧线。起于隐白，止于大包，左右各 21 穴。

　　脾系疾病的两仪点穴养生功适用以下疾病和症状的调理：肠鸣腹胀，大便不调，痔疮便血，食不消化，食欲萎靡，体倦身重，面黄肌瘦，不孕不育，月经失调，以及高血糖、高血脂等疾病。

——养生之道——
脾系疾病两仪点穴养生功

一 内功练习

（1）平地惊雷催土运（具体练习参照第 59-69 页）。刺激我们腹部神阙、气海、关元等保健要穴，这些穴位能调节胃肠功能，尤其适于糖尿病患者。

（2）两仪双掌灵击胃胆经。自然端坐，垂直双腿，两脚内扣，用双掌小鱼际击拍胃经和胆经，击拍时用力夹屁股，每组 36 ~ 108 次。此功，健脾胃，强肝肾，疏胆理气，提升精气神。

（3）上通下泄调脾胃。上通下泄，是两仪点穴功夫的一种劲法。具体做法：自然站立，两膝微微弯曲，两手捧在小腹前，掌心向上；然后左手翻掌经过胸前往上举，右手翻掌向右胯旁下按，两掌一上一下撑开，同时两腿站直，把整个身体拉伸开；略停 2 秒后，两手原路返回，重新合于小腹前，全身放松；然后换为单举右手，重复 30 次。胃气主降，脾气主升，通过升降有序的运化，使其符合脏腑气机的变化规律。

（4）两仪双翅内功畅心脾。两脚同肩宽，用空掌拍打大包穴，拍打时闭阴阳气，两手掌交替拍打。

（5）大包是脾之大络，脾为后天之本，脏腑经脉和任督二脉之气血赖之以生，所以五脏六腑的很多问题可以找大包来解决。按摩大包穴位的作用：①调节哮喘、心内膜炎、胸膜炎、肋间神经痛、胸胁病等呼吸循环系统疾病；②缓解身痛乏力、食多身瘦；③提高记忆力、缓解疲劳。

二　循经点按穴位，疏通本经的经气

点按穴位：太白、三阴交、足三里、阴陵泉、血海等。

———— 附 穴位主治 ————

太白穴

①胃痛，腹胀，肠鸣，泄泻，便秘；②身重节痛。

三阴交穴

①月经不调，崩漏，带下，阴挺，不孕，滞产；②遗精，阳痿，遗尿，
小便不利，疝气；③腹胀，肠鸣，泄泻；④下肢痿痹。

阴陵泉穴

①腹痛，腹胀，泄泻；②妇人阴中痛，痛经，小便不利，遗尿，遗精；
③水肿；④腰膝肿痛。

血海穴

①月经不调，经闭，崩漏；②湿疹，风疹。

肾主藏精，主生长发育生殖

肾主藏精，分为藏后天之精和先天之精，后天之精指水谷精微经过脾的化生、转输以及心肺的作用，藏于各脏腑之精，《素问·上古天真论》说："肾者主水，受五脏六腑之精而藏之。"这就是说，五脏六腑之精，有余者可归藏于肾，而禀受于父母的生殖之精为先天之精，也藏于肾中。

肾主生长发育生殖，人体生命过程中的每一个阶段，机体的生长发育或者衰退情况，均取决于肾精和肾气盛衰。

肾脏功能正常，精气充足，体力充沛，身体强壮，百病不侵。反之，小儿五迟五软，青年生殖能力下降，中年衰老加速，老年身体羸弱多病。

足少阴肾经从足趾走向胸腹，经穴分布在足心，内踝后，跟腱前缘，下肢内侧后缘，腹部，胸部。起于涌泉，止于俞府，左右各27穴。

肾系疾病的两仪点穴养生功适用以下疾病和症状的调理：筋骨羸弱，耳鸣耳背，健忘，脑鸣，腰膝酸软，阳痿早泄，生殖能力下降，月经失调，以及尿酸高、肾炎、骨髓相关疾病。

——养生之道——
肾系疾病两仪点穴养生功

一 内功练习

（1）两仪阴阳气（具体练习参照第4-7页）。

（2）脚跟踢照海穴和太溪穴。自然站立，体稍右转，实左脚，用右脚跟击点左脚的照海穴和太溪穴，每个穴位36次，点击时一定要夹屁股，左右两侧以同样的方法击点，太溪穴是肾脏的元气居住的地方。

（3）脚跟踢然谷穴。自然站立，实左脚，用右脚的脚跟击点左脚的然谷穴，击点时一定要夹屁股，击点后，迅速回到原位，左右两侧方法相同。然谷穴的作用就是升清降浊、平衡水火，专治阴虚火旺。

（4）照海踢三阴交穴。自然站立，实左脚，用右脚的照海穴击点左脚的三阴交穴，击点时一定要夹屁股，击点后，迅速回到原位，左右两侧方法相同，以通肾经，固肾气，强精提神。

（5）脚背踢承山穴。左脚向前跨一步成左弓步，右脚随向前跟，用右脚脚面击点左腿的承山穴，点击时一定夹屁股，击点后右脚随向前跨一步成右弓步，左脚随向前，用左脚脚面击点右腿的承山穴，击点时一定要夹屁股，左右两腿动作相同，提精神，通膀胱，畅阳气。

（6）两仪内功合后溪穴。自然站立或端坐，两手掌交叉对击后溪穴，对击时一定要夹屁股，对击后迅速回原位争取做到至柔至刚。此方法可固肾精，提肾气，调理诸多腰椎及颈椎疾病，增强精气神。

（7）勤踮脚尖强肾气。踮着脚尖走路，或者把足尖翘起来用足跟行走，同时夹屁股，这两种踮脚走路方法可交替进行，次数和间隔时间根据自身情况控制，循序渐进，以感觉舒适、轻松为宜。踮起脚尖可以疏通足三阴经、驭气上行，从而温补肾脏、激发中气、改善肾功能。用脚跟走路，可固益肾气，调理长期咳嗽不止，上焦热火，手脚冰凉，体倦乏力，双目少神。

附 穴位主治

照海穴

①失眠，目赤肿痛，咽干，咽痛；②月经不调，赤白带下，阴挺，癃闭，疝气；③癫痫。

太溪穴

①遗精，阳痿，月经不调；②咳嗽，气喘，咯血，胸痛，咽喉肿痛，齿痛；③消渴，便秘；④腰背痛，下肢冷痛。

然谷穴

①咯血，咽喉肿痛；②消渴，黄疸，泄泻；③月经不调，阴挺，阴痒，遗精，阳痿；④小儿脐风；⑤足跗肿痛。

三阴交穴

①月经不调，崩漏，带下，阴挺，不孕，滞产；②遗精，阳痿，遗尿，小便不利，疝气；③腹胀，肠鸣，泄泻；④下肢痿痹。

承山穴

①痔疾，便秘；②腰背痛，小腿拘急疼痛。

后溪穴

①耳聋，目赤，鼻衄；②癫狂痫，疟疾；③头痛，颈项强痛，肘臂痛。

两仪点穴
养生功

两仪阴阳气·强壮天下人

段氏两仪点穴千字文

　　指薪修祜，永绥吉劭。两仪文化源远流长，博大精深，两仪点穴是两仪文化中融武术与医术于一体的瑰宝。为了更好地传承、传播、传习两仪点穴文化，特作"段氏两仪点穴千字文"，名为"千字文"，实则为 252 句 1008 字，其中玄机，读者自悟也。

金文叚字	形若捶石	捶击锤炼	叚字本义
百工之事	铸金为器	攻金之工	谓之叚矣
段为姓氏	肇自春秋	姬姓血统	鼻祖黄帝
开姓始祖	郑国叔段	缮兵洵美	且武且义
庄公克段	春秋有史	兄弟阋墙	真相孰知
公子后裔	四方迁徙	段氏瓜瓞	生生不息
远祖段延	望出武威	封疆护国	南迁分枝
裔孙思平	王朝建立	历三百年	国号大理
两仪点穴	一阳神指	段王秘籍	千年有余
皇家血脉	世代延续	有明一代	回迁山西
流布中原	繁衍生息	沈丘一脉	根在大理
皇家绝技	薪火传递	潜生默长	江湖音稀
段氏保华	八岁习艺	精髓真传	点滴不遗
曾祖声堂	祖父勤功	两仪掌门	造福乡里

敬承祖泽　见贤思齐　传承两仪　终成大器
改革开放　打破门第　点穴真功　走出故里
民族瑰宝　中华非遗　国际交流　五洲惊奇

天有九重　浑圆为地　所谓两仪　阴阳彰益
天地未分　元气混一　即为太初　亦称太一
物华嬗变　恒蕴动移　易有太极　是生两仪
两仪持衡　四象生矣　四象既有　八卦演绎
仰观吐曜　俯察含钰　高卑定位　两仪相依
相反相成　相互推移　阴阳之道　宇宙真理
一画开天　开物成务　简易变易　生化不息
两仪之初　人祖伏羲　创制八卦　功垂天地
老子犹龙　大道之源　众妙之门　天人合一
中华武术　源远流长　大道至简　拳同此理
两仪功夫　内家拳法　武贵有道　术在德义
动则为阳　静则为阴　冲气在和　阴阳燮理
静极必动　动极必静　十二劲法　刚柔兼济
三十六式　以气催力　虚实之玄　内蕴太极
八卦为要　外呈两仪　点穴解穴　顺逆关系
点穴制人　只在瞬息　脉断失觉　经断失气

阳灵目翻　阴灵柱弯　横灵地滚　直灵瘫地

闪灵解顽　挤灵内疾　暗灵血仓　一命归西

救命度难　温灵易体　一阴一阳　之谓道矣

解穴救人　由表及里　导引阴阳　开通塞闭

一点一解　内含玄机　负阴抱阳　归于无极

激浊扬清　空性圆满　制人不伤　人道意义

仁心良术　养生健体　普世价值　武林奇迹

武医同源　科学真谛　两仪点穴　亦武亦医

源于易经　基于国医　黄帝内经　纲要典籍

阴阳应象　治本圭臬　天地之道　阴阳二气

生杀本始　神明之府　变化父母　万物纲纪

阴静阳躁　阳生阴长　积阳为天　积阴为地

寒极生热　热极生寒　阴则成形　阳化为气

寒气生浊　热气生清　浊气下沉　清气浮上

天有四时　人有五藏　阴阳反作　病之从逆

东砭西毒　南针北灸　点穴按摩　导引按跻

其大无外　其小无内　杂合以治　各得其利

四气调神　寿命本义　收心归静　凝神于虚

点穴养生　修之可行　无论老幼　易学易记

须察寒暑　当观人体　轻重匀调　变化随机

上至天庭　下至涌泉　人之身体　并无奥秘

三六骨节　八四毫窍　经络腧穴　相合表里

人体气血　子午流注　十二经络　纵横交密

效法乾坤　不违天意　修身养性　静笃虚极

为人有疾　得以痊愈　祛病延年　福寿期颐

指上乾坤　南老亲题　后天为用　先天为体

神明之德　万物之情　至简莫奥　知行合一

中华民族　厚德载物　弘扬国粹　光大国医

民族复兴　中国圆梦　造福世界　中华两仪

注释:

①兄弟阋墙,原句为"兄弟阋于墙,外御其侮",出自《诗经·小雅·常棣》,阋(xì),争吵;墙,门屏。原指兄弟争吵,内部之争,特别是亲近人之间由于龌龊之事相互倾轧。也有兄弟虽有分歧,在家争吵,但若遇外人欺侮时,能一直对外,共同抵御。

②曜(yào),古时日、月、星均称曜。日、月、火、水、木、金、土七个星合称"七曜",旧时分别用来称一个星期的七天。如"日曜日"是星期日、"月曜日"是星期一、"火曜日"是星期二、"水曜日"是星期三、"木曜日"是星期四、"金曜日"是星期五、"土曜日"是星期六。